Das Pferdefleischessen.

Eine historische,

diätetische, volkswirthschaftliche und ethische Untersuchung

in einer Vorlesung

von

Chr. Jos. Fuchs,

Professor an der Thierarzneischule in Karlsruhe.

Leipzig,

Verlag von Veit & Comp.

1859.

Das Pferdefleischessen.

Das Pferdefleischessen.

Eine historische,

diätetische, volkswirthschaftliche und ethische Untersuchung

in einer Vorlesung

von

Chr. Jos. Fuchs,

Professor an der Thierarzneischule in Karlsruhe.

Leipzig,

Verlag von Veit & Comp.

1859.

Vorwort.

Das Pferdefleischessen wird zur Zeit in sehr ausgebreiteter Weise unbedingt und mit Erfolg empfohlen, und zwar vorzüglich auf Anregungen hin, welche von dem im Allgemeinen segensreich-wirkenden, von Herrn Hofrath Dr. Perner in München gestifteten, und unter dem Schutze Sr. Königlichen Hoheit des Prinzen Adalbert von Baiern stehenden Vereine gegen Thierquälerei in bester Absicht ausgegangen sind, um die anerkannten humanen Bestrebungen dieses Vereines, außer auf vielen anderen Wegen, auch auf diesem zu fördern. Man hat aber, wie es scheint, vor der Betretung dieses Weges nicht die erforderlichen Untersuchungen darüber angestellt, ob er auch, gleich den anderen, das Ziel sicher erreichen lasse, oder gar davon abführen könne. Die Erwägungen wenigstens, welche sich dem Verfasser dieser Schrift aufdrangen, geben ihm die Ueberzeugung, daß jener Weg ein verfehlter ist, und diese Ueberzeugung endlich vor der Oeffentlichkeit auszusprechen, fühlte er sich um so mehr gedrungen, als die Anerkennung, welche er von jenem Vereine durch eine Medaille und durch ein huldvolles Schreiben seines hohen Protectors erhielt, ihm die Pflicht um so dringlicher aufbürdete, nicht allein in der Richtung desselben fernerhin mitzuwirken, sondern auch dem entgegenzutreten, was den sonst lauteren Bestrebungen des genannten Vereines hinderlich sein könnte. Der Verfasser ist nun zwar weit davon entfernt, annehmen zu wollen, daß der Standpunkt, welchen er in Sachen des Pferdefleischessens einnimmt, keine weitere Erörterung und bestimmtere Fassung zulasse, doch davon ist er innigst durchdrungen, daß man auf seine, gegen das Pferdefleischessen gerichteten Erwägungen, welche auch, wie es scheint, dunkel im Gefühl des Volkes schweben, näher eingehen müsse, um dieselben womöglich zu bekämpfen, und hierdurch die Bahn von Hemmnissen zu befreien, welche sich der Zweckerreichung entgegenstellen. Kann man dieß nicht, so dürfte es gerathener und ehrenvoller sein, eine Sache fallen zu lassen, die zur Zeit wenigstens zweideutiger Natur, und in dieser Weise im Gegensatz zu einer Angelegenheit sich befindet, deren Lauterkeit und großes Gewicht bei der Förderung der Humanität sonst über allen Zweifel erhaben ist.

Karlsruhe im Januar 1859.

Chr. Jos. Fuchs.

Pferdefleischessen! — Hippophagie! —

Pfui! haben gewiß Viele gedacht oder ausgerufen, als sie die Einladung zu dem gegenwärtigen Vortrage vernahmen, und sind einfach weggeblieben. Andere aus meiner geehrten Zuhörerschaft werden sich bald wieder beruhigt haben, als sie sahen, daß es sich nur um einen, möglicherweise unterhaltenden, die Neubegier letzenden Vortrag über das Essen des Pferdefleisches handelt, und ein solches nicht wirklich aufgetragen und zu kosten zugemuthet wird. Wieder Andere, weniger ausschließende Feinschmecker, den Nutzen fühlend, den die allgemeine Verbreitung des Pferdefleischessens haben könnte, solche, welche sich vielleicht schon herbeigelassen haben, ein Stückchen Pferdefleisch zu versuchen, werden von ganz anderen Ansichten und Erwartungen hierher geleitet worden sein; sie sehen einer gründlichen Untersuchung über das obschwebende Thema entgegen, nach deren Ergebniß sie sich etwa bestimmt dafür oder dawider erklären könnten. Bei Wenigen vielleicht steht, obwohl ohne vorhergegangene gründliche Untersuchung die Ueberzeugung fest, daß die Abneigung vor Pferdefleisch ein höchst schädliches Vorurtheil sei, das sie mit den schärfsten Waffen der Rede hier bekämpft zu hören erwarten.

Wie dem aber auch sein möge, der Vortragende ist nicht geneigt, ohne vorurtheilsfreie Untersuchung das schon so oft von

Anderen mit den schärfsten Ausdrücken gebrandmarkte „Vorurtheil“ zu verdammen, und unbedingt dem Lobe beizustimmen, welches sich jedesmal über ein veranstaltetes Pferdefleischessen oder eine eröffnete Pferdeschlächterei vernehmen läßt; vielmehr ist er gesonnen, vorerst zu untersuchen, und sodann für die gewonnene Ansicht das Wort zu erheben.

Wenngleich es bestritten werden kann, und auch bestritten worden ist, daß der Mensch einem, in seiner Organisation begründeten Triebe gemäß auf gemischte Nahrung, auf pflanzliche und thierische angewiesen sei, und es demnach auch nicht ohne Weiteres gerechtfertigt erscheint, wenn die klassificirende Naturgeschichte, gewöhnt an eine kurze bezeichnende Sprache, den Menschen als „allesfressendes Thier“ aufstellt, so ist es doch eine Thatsache, daß derselbe sich seine Nahrung aus der Luft, dem Wasser und der Erde holt. Nichts ist sicher vor seinem kühnen Griffe, und kein Winkel der bekannten Erde ist von ihm unerforscht geblieben, um sein Nahrungs-Material zu mehren und zu würzen; daher er in dieser Hinsicht wohl den Namen des Allesfressendsten der allesfressenden Thiere verdient. Insbesondere aber ist es mitunter Grausen erregend, wenn man vernimmt, in welchem Maße sich der Mensch der Thiere bemächtigt, um seine leiblichen Bedürfnisse zu befriedigen, oder seinen Leidenschaften zu fröhnen. Den wird gewiß ein ähnliches Gefühl beschlichen haben, der zur Zeit des letzten orientalischen Krieges in den Zeitungen, anstatt Kundgebungen friedlicher Gesinnungen, las, daß die Streitenden in der Krim, oder die grimmigen Streiter endlich auch noch ihre Nimrode, der Schrecken der wilden Bestien, auf den Kampfplatz führen wollten, deren Einer, 63 Jahre alt, bereits 55,000 größere Jagdthiere erlegt haben soll. Sei dieß übertrieben oder nicht, jedenfalls zeigten die damaligen Ereignisse und beweisen es gegenwärtig die täglichen, daß die Menschheit noch nicht auf der höchsten Stufe der Menschlichkeit angekommen ist, und daß jener russische Nimrod jedenfalls nicht ein kleiner, sondern ein großer, ja ein rechter Wildfang gewesen sein müsse.

Wenn es nun — nach dieser kurzen Abschweifung — als eine unbestrittene Thatsache hingestellt werden kann, daß der Mensch, wie auf pflanzliche, so auch auf thierische Nahrungsmittel, wenn auch nicht naturgemäß, doch herkömmlich und gewohnheitlich angewiesen ist, so dürfte die Erscheinung, daß man seit den ältesten Zeiten bis auf den heutigen Tag bemüht gewesen, nebst anderen Thieren vorzüglich die schlachtbaren Thiere zu vervielfältigen und ihre Producte zu vermehren, wohl gerechtfertigt erscheinen und ebenso erklärlich sein, wie der gefeierte Naturforscher Buffon zu wiederholten Malen hervorheben konnte, daß derjenige, welcher der Land- und Hauswirthschaft ein neues und nützliches Thier erwerbe, der Menschheit einen größern Dienst leiste, als der berühmteste Eroberer es je zu thun vermöchte. Ja, aus jenem Grunde ist es ebenso begreiflich, wenn in neuerer Zeit in Frankreich sich eine, auch zu uns herüberwirkende Gesellschaft bilden konnte, die sich die Aufgabe stellt, unsere Hausthiere mit neuen Arten zu bereichern, damit man im Stande sei, den Fleischverzehr zu erleichtern, und der Industrie mannigfaltigere und reichlichere Urstoffe zu bieten. Doch ist man in Frankreich, sowie auch bei uns bald zur Ueberzeugung gelangt, daß es weniger dringend ist, die von den Urzeiten her bewährten, den klimatischen Verhältnissen, sowie den Anforderungen entsprechenden Hausthiere durch in fernen Ländern übliche zu vermehren, oder gar durch neu zu zähmende Thiere zu verdrängen, als vielmehr dahin zu wirken, daß die vorhandenen hie und da in ihren Raçen verbessert, und so viel als möglich vervielfältigt und nützlich gemacht werden.*)

---

*) Vergl. den Artikel: „De la naturalisation de nouvelles espèces domestiques comme moyen d'augmenter la production de la viande: par M. Magne.“ Réc. de méd. vétér. cahier de Nov. 1854. — Die in Rede stehende Gesellschaft ist die Société Impériale zoologique d'accli-

Bedenkt man nun weiter, wie mit der gegenwärtigen Zunahme der Bevölkerung die Vermehrung der Producte des üblichen Schlachtviehes nicht gleichen Schritt halten kann, zumal da gerade in neuerer Zeit ein unverhältnißmäßig großes Areal zum Anbau von Handels- und Industrie-Gewächsen, insbesondere bei uns verwendet wird, wodurch nicht allein der Futterbau eine Verminderung erleidet, sondern auch in weiterer Folge die Cultur der Cerealien, so wird es wenig gefehlt sein, wenn diesen Umständen zum Theil die Theuerung der Lebensmittel überhaupt, insbesondere die für die ärmere Klasse unerschwinglichen Fleischpreise zugemessen werden; und wird es ferner wenig gefehlt sein, wenn behauptet wird, daß gerade der Mangel an genügendem Fleisch, eines für die arbeitende Klasse nicht minder, als für die denkende, wenn auch nicht geradezu unentbehrlichen, doch geforderten und gewohnten, und durch geeignete Pflanzenstoffe nicht gehörig ersetzten Nahrungsmittels zum großen Theil die Schuld an dem jeweiligen Auftreten gewisser seuchenhaften Krankheiten trägt, die, obwohl in selteneren Fällen bei uns, anderwärts aber, und namentlich in Schlesien in erschrecklichem Maße aufgetreten sind, und sich geradezu als Hungertyphus charakterisirten. *)

Unter solchen, obwohl nicht erschöpfenden, aber doch genügenden Erwägungen wird man es begreiflich finden, und wenn auch nicht loben, doch jedenfalls entschuldigen, wenn besonders in der Gegenwart ausgebreitete und nachdrucksvolle Anregungen zum

---

matisation zu Paris, welche erhebliche Preise für die Einführung, Acclimatisation, beziehungsweise Zähmung ausländischer Pflanzen und Thiere ausschreibt. In Berlin und in Moskau bestehen ebenfalls solche Vereine für den preußischen und russischen Staat.

*) Ueber die national-ökonomischen Nachtheile, welche aus dem übermäßigen Anbau von Handelsgewächsen, wie der Weintraube, des Tabaks und der Zuckerrüben, insbesondere in Baden hervorgehen, vergl. die lichtvolle Darstellung Liebig's: Chemische Briefe. 4te Auflage. Leipzig und Heidelberg 1859.

Genuß des Pferdefleisches, eines, möglicherweise jedes andere ersetzenden, ernährenden Materials geschehen, das noch so häufig in großer Menge fast nutzlos verloren geht.

Treten wir daher zunächst eine kurze Untersuchung darüber an, ob das Pferdefleisch wirklich ein schätzbares Nahrungsmittel ist, und ob es andere Fleischarten zu ersetzen vermag?

Von uralter Zeit bis auf den heutigen Tag haben viele östlichen Völker, wie z. B. Tongusen, Jakäten, Buräten, Samojeden, Tataren, Perser, Chinesen u. a.*) Pferdefleisch genossen, ja selbst unsere deutschen Vorfahren der heidnischen Zeit haben dasselbe gethan. Diese Thatsache, verbunden mit einer anderen, daß nämlich das Pferdefleisch auch schon oft in ungewöhnlichen Fällen, z. B. im Kriege und bei Hungersnoth von civilisirteren Völkern genossen wurde, die es sonst verschmähten, würde schon hinreichen, das Pferdefleisch als ein gesundes Nahrungsmittel bezeichnen zu dürfen, insofern dessen Genuß nicht allein nirgends einen leiblichen Schaden zur Folge hatte, sondern auch den Zweck der Sättigung und Stärkung vollständig erreichen ließ. Fügt man nun noch hinzu, daß nach dem Beispiele Kopenhagens, wo die erste bekannte öffentliche Pferdeschlächterei i. J. 1806 errichtet wurde, nicht allein seither in Dänemark solche sich vervielfältigt, sondern auch in vielen anderen Staaten Europa's, vorzugsweise unter der Einwirkung achtbarer Schriftsteller und Vereine, insbesondere des Münchener Vereines gegen Thierquälerei sich aufgethan haben**), und neuer-

*) Vergl. G. F. Sebald, Naturgeschichte des Pferdes; herausgegeben von K. W. Ammon.

**) Die Literatur über Pferdefleischgenuß ist schon ziemlich zahlreich. Folgende Schriften verdienen eine besondere Beachtung: Harlin, das Pferdefleisch als Nahrungsmittel. Ulm 1842. — Kreutzer, Dr., das Schlachten der Pferde und der Genuß des Pferdefleisches. Augsburg 1847. — Perner, Dr., Bericht des Münchener Vereins gegen Thierquälerei in Beziehung auf den Genuß des Pferdefleisches. München 1847. — Höbing, über die Verwendung der thierischen Ueberreste unserer Hausthiere, das

dings auch bei uns das Schlachten der Pferde zum Fleischgenuß unter gewissen Bedingungen gestattet ist, so daß jetzt schon der Verzehr des Pferdefleisches in Deutschland in's Große geht, und zur Zeit selbst in unserem engeren Vaterlande, wohin die praktischen Anregungen von Württemberg aus herüberwirkten, nicht ganz unbedeutend ist; ich sage, fügt man alles dieß zu dem vorhin Angeführten hinzu: so läßt sich, bei der Aufgeklärtheit und Wachsamkeit der Sanitäts-Polizei schon annehmen, daß das Fleisch gesunder Pferde nicht allein nichts Schädliches an sich trägt, vielmehr ein geeignetes Nahrungsmittel ist. Und so ist es fast für einen Ueberfluß zu halten, wenn auch Chemiker der Neuzeit sich bemüht haben, die schon im Großen praktisch gewonnenen Resultate durch ihre Untersuchungen zu stützen.

In der That haben die Chemiker zwischen dem Fleisch der Pferde und dem der gewöhnlichen Schlachtthiere keinen anderen Unterschied auffinden können, als diese unter sich selbst zeigen. Eine jede Fleischart hat, was den Geschmack und Geruch anbetrifft, ihr Eigenthümliches, und dieß rührt nicht von besonderen Bestandtheilen her, sondern nur von dem, einer jeden Fleischsorte eigenthümlichen Mischungsverhältnisse seiner Bestandtheile. Das Fleisch der Pferde zeichnet sich vor anderem besonders dadurch aus, daß es zwar etwas süßlich, sonst aber durchaus gut schmeckt, und dieser süßliche Geschmack ist zum Theil einer Zuckerart, dem Muskelzucker*) zuzuschreiben, der auch in anderen

---

Pferdefleischessen und die Aufhebung der Kleemeistereien. Stuttgart 1848. Js. Geoffroy-Saint-Hilaire: Lettres sur les substances alimentaires et particulièrements sur la viande du cheval. Ueber diese Briefe enthalten die Comptes rendus etc. Septb. 1856 No. 9 einen Bericht. Ferner: Fünfzehnter Jahresbericht des Hamburger Vereins gegen Thierquälerei vom Jahre 1856 von Dr. Dan. Rud. Warburg. — Das Pferdefleisch als Volksnahrungsmittel ꝛc., von Dr. L. H. Koch, Königl. Preußischer Kreis-Thierarzt, Hoyerswerda 1858.

*) Inosit, entdeckt von Scherer. S. die Verhandl. d. physiol. mediz. Gesellschaft zu Würzburg. I. Bd. S. 51.

Fleischarten, doch in geringerem Maße als im Pferdefleisch vorkommt.

Demnach steht also fest, daß das Fleisch gesunder Pferde überhaupt ein gesundes Nahrungsmittel ist, und also im Pferdefleisch selbst der Grund nicht liegt, weshalb dasselbe zur Zeit noch nicht allgemein genossen, vielmehr noch so häufig mit Ekel verschmäht wird. Auch in der Körpergestaltung und der Lebensweise des Pferdes liegt kein vernünftiger Grund hiefür; denn Jeder wird bei einigem Nachdenken zugestehen müssen, daß dieses Thier das gewöhnliche Schlachtvieh an Schönheit und Reinlichkeit übertrifft, daß es einer sorgfältigeren Pflege als alle übrigen unterliegt, in der Auswahl der Nahrungsmittel sehr delikat ist, und sich von Pflanzen und ihren Theilen nährt, die zum großen Theil auch zu den Nahrungsmitteln des Menschen gehören. In der Regel freilich bietet sich verhältnißmäßig nur selten Gelegenheit dar, junge, wohlgenährte Pferde für den Fleischgenuß zu tödten, weil eben die fehlerlosen Thiere zu diesem Zwecke zu theuer sind, und so ist man zur Zeit meist auf alte, abgetriebene Pferde zu jenem Behufe angewiesen, Pferde, die dann freilich den Schönheitssinn oft beleidigen, und deren Fleisch wegen Trockenheit und Zähigkeit weniger schmackhaft und nährend ist. Aber so wie es doch auf der andern Seite Fälle giebt, daß junge, wohlgenährte Pferde wegen örtlicher Fehler, wegen Untugenden u. s. w. nur noch als Schlachtthiere Nutzen gewähren können, so würden, meint man, bei allgemein eingeführter Pferdeschlächterei auch die Pferde nicht so abgetrieben werden und Mangel leiden, wie es zur Zeit geschieht, sondern man würde dieselben besser nähren und früher zur Schlachtbank bestimmen. Ein großer Theil der Klagen über Pferdequälerei würde, meint man ferner, bei einem solchen Verfahren verstummen, die Pferdezucht vielmehr gehoben werden, insofern wenig versprechende Thiere lieber zur Schlachtbank als zur Zucht bestimmt werden würden; Processe über Pferdehändel endlich würden sich vermindern, und insofern würde der Sittlichkeit Vorschub geleistet werden, als der Anreiz, seine Mitbürger mit fehlerhaften Pferden zu betrügen, wegfiele.

Einige im Vorhergehenden angedeutete Scheingründe werden gewöhnlich gegen das Pferdefleischessen erhoben, aber sie sind schon oft umfangreicher und gründlicher zu widerlegen, und auch der Nutzen, den dasselbe nach verschiedenen Seiten hin bieten könnte, besser hervorzuheben versucht worden, als es hier erforderlich schien*), und bedarf es auch wohl keiner Erläuterung und bestimmten Abweisung, wenn Metzger, Wasenmeister und Leimsieder sich der Verbreitung von Pferdeschlächtereien widersetzen.

Trotz alledem ist es eine unbestreitbare Thatsache, daß die Abneigung vor dem Genuß des Pferdefleisches noch weit verbreitet ist, und da dieselbe sich auf keine haltbaren Gründe zu fußen scheint, so ist man geneigt, diese Abneigung als ein „Vorurtheil", ja als „ein grobes, blindes und gemeinschädliches" zu bezeichnen. Die Quellen dieses Abscheues hat man bisher noch nicht ernstlich zu erforschen gesucht. Eine genaue Kenntniß derselben scheint aber erforderlich zu sein, will man das vermeintliche Vorurtheil mit Erfolg bekämpfen, oder dasselbe als ein unschädliches, oder gar als ein in gewisser Beziehung nützliches schonen oder unangetastet lassen. Wir treten in eine nähere Untersuchung in dieser Beziehung ein, und werfen zunächst die Frage auf:

Was sind Vorurtheile?

Vor allem sind von den Vorurtheilen die vorläufigen Urtheile wohl zu unterscheiden. Diese letzteren sind stets zu gestattende und oft nützliche vorläufige Annahmen, die den Gang der Untersuchungen zur Auffindung der Wahrheiten bestimmen und abkürzen. Werden aber die vorläufigen Annahmen als Grundsätze, oder als be-

*) Vergl. die angeführten Schriften.

stimmende Urtheile angenommen, ohne sie mit unseren Erkenntnißkräften — den Sinnen und dem Verstande — geprüft zu haben, so sind es Vorurtheile. Und insofern nun die Verwerfung des Genusses des Pferdefleisches auf der bloßen Annahme beruhen sollte, daß dasselbe an und für sich nicht dazu geeignet sei, ginge diese Verwerfung allerdings aus einem groben und lächerlichen Vorurtheil hervor, weil die Erfahrung das Gegentheil sattsam bewiesen hat. Nun aber beruht die Enthaltung vom Pferdefleischgenuß vielleicht in den wenigsten Fällen auf einer solchen Annahme, dagegen in den meisten Fällen auf einer bisher noch nicht erklärten Abneigung, deren Quellen zu untersuchen wir uns anschicken. Sollte sich herausstellen, daß diese Abneigung ebenfalls eine blinde, in keiner Weise motivirte ist, so wäre sie auch für ein grobes Vorurtheil zu halten; würde dagegen dargethan werden können, daß sie einen tiefern, im Gemüthsleben des Menschen liegenden Grund hat, der jedoch von dem kalten untersuchenden Verstande nicht zu billigen sei, so wäre jene Abneigung, obwohl auch noch immer ein Vorurtheil, aber kein grobes, sondern ein gewissermaßen zu entschuldigendes und mit Schonung zu behandelndes; und sollte sich's sogar finden, daß jene Abneigung, außer einem im Gefühlsleben liegenden Grunde, noch einen weiteren historisch-religiösen hat, so verdiente sie wohl den Namen Vorurtheil nicht mehr; jedenfalls wäre es dann unangetastet zu lassen.

Einer der gründlichsten Forscher der alten Geschichte: Johann David Michaelis sagt in seinem Werke über „Mosaisches Recht"*):

„Je weiter man in die alte Zeit hinauf geht, je mehr findet man, daß Völker die Hülfe des Ochsen beim Ackerbau mit einer wirklichen Zuneigung gegen dieses Thier und einer Art von Dankbarkeit erwiderten. Man sah ihn als den Gehülfen

*) Biehl 1777.

des Menschen an, und stellte sich eine noch ältere goldene Zeit vor, in der es unerlaubt gewesen, Rinder, denen man sein Brodkorn schuldig sei, zu essen, und die Hebräer hatten eben eine solche Mythologie. Wenn Jesaias die wiederkommende goldene Zeit malen will, so hat sie das Recht: „„wer einen Ochsen schlachtet, ist wie einer, der einen Mann erschlüge,““ d. i. er wird dem Mörder gleich geachtet. (Jes. LXVI. 1—3.)“

„Man begreift leicht“ — fährt Michaelis fort — „daß zunächst auf die Erfindung des Ackerbaues, nämlich dessen, der nicht wie Gartenbau mit der Hand, sondern soviel leichter und geschwinder mit dem Pfluge geschah, eine sehr große Seltenheit des Rindviehes hat erfolgen müssen, weil man vorhin dieses Thier noch nicht so reichlich gezogen hatte, als es nun zum Ackerbau nöthig war; daß daher die Alten sehr auf die Vermehrung dieses Viehes sahen, sich wohl selbst das Essen des Rindviehfleisches untersagten, und dasselbe mit schweren Strafen belegen konnten. Je älter die Völker sind, desto näher kommen sie dieser Zeit, und desto mehr haben sie in einem noch nicht durch Verfeinerung der Denkungsart und von Dankbarkeit gegen Thiere abgewöhnten Zeitalter wirklich gegen dieses nützliche Thier Dankbarkeit und Zuneigung empfinden können.

Ist irgendwo das, was man von der goldenen Zeit erzählt, einmal nicht bloße Fabel gewesen, so mußte es in Aegypten, diesem Sitz des Ackerbaues sein; denn daß die Aegyptier auf das Tödten mancher ihrer vorzüglich nützlichen Thiere, die sie heiligten, Lebensstrafe gesetzt, und mit größerer Strenge als die Strafen an Menschen begangenen Mordes vollzogen haben, daß sie das Rind wegen des Ackerbaues vorzüglich hochschätzten, und daß sonderlich die Kuh unter allerlei religiösem, von der Seelenwanderung hergenommenen Vorwand, von ihnen geheiligt war, ist bekannt.“

Die Israeliten, welche später einen eigenen Staat gründeten, gingen nun freilich nicht so weit in Bezug auf das Rindvieh, vielmehr gehörte dasselbe bei ihnen unter die erlaubten Schlachtthiere, es wurde als reines dem unreinen Vieh gegenübergestellt. Aber — giebt Michaelis zu erkennen — von jener Hochachtung und Dankbarkeit der alten Völker gegen das Rindvieh, das ihnen den vorhin schweren Ackerbau so sehr erleichterte und ausdehnen half, sei das Gesetz, welches verbietet, dem Ochsen, der da drischt (die Frucht austritt), das Maul zu verbinden (5. B. Mos. 25, 4.), ein Ueberbleibsel, nicht minder auch der Umstand, daß die diebische Entwendung eines Ochsen schärfer bestraft wurde, als ein anderer Diebstahl (2. B. Mos. 21, 37), und daß verboten war, Ochsen und Esel zusammen an einen Pflug zu spannen (5. B. Mos. 22, 50). Denn Moses habe sich bei diesen Vorschriften vorzüglich nach der Denkungsart der alten Zeit gerichtet, lehre aber auch zugleich an einem Beispiele, daß man den Knecht oder Taglöhner, der für uns arbeitet, und uns unser Land bauen hilft, nicht herunter setzen solle, und gewöhne die Israeliten selbst schon bei unter ihnen hochgeachteten Thieren an Dankbarkeit.

Man sieht also, daß das uralte, zu jener Zeit staatskluge und mit einem religiösen Nimbus versehene Verbot der Aegyptier, Rindvieh zum Fleischgenuß zu schlachten, bei den Israeliten freilich ebensowenig bestand, wie in der spätern Zeit Aegyptens; aber immer noch war ein Ueberbleibsel davon bei den Israeliten, eine gewisse durch das Alter geheiligte Ehrfurcht vor dem Rindvieh, die Moses um so lieber beibehalten und genährt hatte, als er den großen Nutzen des Rindviehes für sein Volk, das er vorzugsweise als ackerbauendes erziehen wollte, einsah.

Dagegen stellte Moses den Esel, als unreines Thier, dem Ochsen, als reinem, gegenüber. Der Esel wurde zwar zum Ackerbau, zum Reisen u. s. w. benutzt, aber es war ausdrücklich verboten, dessen Fleisch und Milch zu genießen. Indessen wurde weder der Ochs allein als rein, noch der Esel allein als unrein angesehen, vielmehr lautete Mosis Begriffsbestimmung der reinen und unreinen Säugethiere also:

„Alle Thiere, welche den Fuß ganz gespalten haben, und zwar ganz durch, oben sowohl als auch unten, und dabei wiederkäuen, sind rein, die keines von beiden zeigen, oder denen doch eines von diesen Merkmalen fehlt, sind unrein. (5. B. Mos. 14, 4—6. 3. B. Mos. 11, 2—3.)"

Man sieht hieraus, daß außer dem Ochsen noch mehrere andere vierfüßige Thiere zu den unreinen gezählt wurden, so z. B. gehörte zu den letzteren auch das Pferd. Reine Thiere durften von den Israeliten genossen werden, unreine aber nicht, und so soll nach den Auslegern des Mosaischen Rechtes reine Thiere soviel, als zur Speise gewöhnliche, unreine aber soviel, als zur Speise ungewöhnliche bezeichnen. Es durften zwar, wie es bereits vom Esel angeführt wurde, unreine Thiere, unter Beobachtung einer später anzuführenden Einschränkung gehalten, aber nicht genossen werden. Moses gab dieses und andere Speisegesetze seinem Volke nach dem Beispiele damaliger Zeit und benachbarter Völker, und sollen nach der Ansicht von Michaelis deshalb eine besondere Fassung erhalten haben, um gewissen diätetischen Anforderungen zu genügen, und um die Israeliten auch äußerlich von anderen Völkern zu unterscheiden; und so sagt in dieser Beziehung jener Ausleger anscheinend sehr treffend, daß die Speisegesetze gleichsam Kokarden gewesen seien, die Moses den Israeliten zu tragen vorgeschrieben habe, die aber Fremde in Palästina nicht zu tragen brauchten. Jedoch stimmt mit dieser Ansicht J. L. Saalschütz*) nicht überein. Er sagt (S. 251 l. c.):

„Es würde ein sehr befremdendes Mittel sein, durch die

*) J. L. Saalschütz, das Mosaische Recht mit Berücksichtigung des späteren jüdischen. Berlin 1848.

Wahl von Speisegesetzen, ein Volk von dem andern abzusondern, da man sich bei dieser Wahl vor allem darnach richten muß, was im Lande überhaupt und zwar in hinreichender Anzahl vorhanden ist. Den Genuß z. B. der gewöhnlichen Hausthiere dem einen Volke zu verbieten, um es dadurch von dem andern zu unterscheiden, kann wohl keinem Gesetzgeber einfallen. Jene Absicht könnte höchstens nur bei einigen Thiergattungen eintreten, die nicht eben das bedeutendste Speise-Material liefern. Aber hiermit wäre dieselbe nur im geringsten Maße erreicht. In der That gestatten die Gesetze Mosis eben diejenigen Thiere zum Genusse, welche bei allen Völkern für rein gelten, und bei denselben das Hauptmaterial der Speisen ausmachen. Dahingegen gehören die bei ihm verbotenen Thiere, mit wenigen Ausnahmen, zu den auch bei anderen Völkern gar nicht, oder doch seltener zur Speise dienenden, und sind nirgends die eigentliche tägliche Kost des Volkes. Wollte man hiegegen etwa einwerfen, daß das von Moses verbotene Schwein eine sehr gewöhnliche Speise der jetzigen europäischen Völker sei, so ist dagegen zu bemerken, daß gerade diejenigen Völker, unter welchen die Israeliten damals wohnten, und unter diesen namentlich die Aegyptier (Herod. II. 47) gleichfalls eine Abneigung gegen den Genuß dieses Thieres hatten. Das Gesetz konnte also auch hier nicht aus der Absicht hervorgegangen sein, die Israeliten von Jenen durch die Kost zu scheiden. Mögen demnach auch andere nicht genau zu ermittelnde Gründe bei dem Verbote gewisser Speisen obgewaltet haben, so ist es doch wohl kaum zu bezweifeln, daß vor Allem diätetische Rücksichten diese Wahl bestimmten. Der Geschmack und die Ansichten von dem, was gesund oder ungesund ist, können bei verschiedenen Völkern nach Maßgabe des Klimas und der ganzen Lebensweise im Einzelnen verschieden seien.

„Fragt man die Mosaischen Gesetze selbst über den Grund

des Verbotes, so geben sie hierüber den einfachen Aufschluß, daß sie diese Thiere als einen Gräuel, als unrein und als einen Abscheu bezeichnen. So ist namentlich die Einleitung zu dem Gesetze: „„Alles, was ein Gräuel ist, sollst du nicht essen."" Der Ausdruck „„unrein"" ist allerdings relativ, aber der Ausdruck Gräuel bezeichnet immer etwas, was geeignet ist, Widerwillen einzuflößen. Der Gesetzgeber deutet also mit diesem Ausdruck ziemlich bestimmt an, daß er die genannten Thiergattungen für widerlich und untauglich zur Speise halte. Gestattet er auch dergleichen Fremden zu geben, oder Ausländern zu verkaufen (5. B. Mos. 14. 21), natürlich, insofern sie es aßen und zu kaufen kamen, so ist es doch sein Wunsch, daß die Israeliten auch in dieser Hinsicht, wie in der Vermeidung des Götzendienstes, der Zauberei und dergl. den richtigen Gesetzen der Natur und einer richtigen Einsicht ausnahmsweise folgen sollten. Hierin (nicht dadurch, in dem oben angedeuteten Sinne) sollten sie sich von den anderen Völkern absondern, indem sie ihnen in Irrthümern nicht folgten u. s. w."

Nehmen wir diese Meinungsverschiedenheit nicht weiter in Betracht, so dürfte indeß noch ersprießlich sein, anzumerken, daß Moses nicht allein das Pferd zu den unreinen Thieren zählte, sondern auch die Zucht dieser Thiergattung in Palästina in keiner Weise eingeführt oder befördert, vielmehr verordnet hat: „der König soll keine starke Reiterei, und keine übermäßige Zahl Pferde halten" (5. B. Mos. 27. 16). Michaelis äußert sich in dieser Beziehung folgendermaßen:

„Da Palästina ein bergichtes Land, und auf der mehr ebenen Seite von der arabischen Wüste umschlossen war, in der eine feindliche Cavallerie aus Mangel an Fourage nicht leicht fortkommen kann, so war zur Vertheidigung eine starke Reiterei ziemlich unnöthig, und blos der Eroberungsgeist hätte einem Könige das eingeben können, was Moses hier untersagt, nach dessen Sinn die Eroberungssucht nicht war. Zum Ackerbau brauchten die Israeliten ohnehin nicht Pferde, sondern, was ökonomisch viel vortheilhafter ist, Ochsen und Esel, und die letzteren waren auch zum Reisen die gewöhnlichen Lastthiere, wiewohl man die meisten Reisen zu Fuß verrichtete. Also brauchte ein König keine große Anzahl Pferde, wenn er nicht die Absicht hatte, entfernte Kriege zu führen."

Dieses war aber nicht der einzige Grund jenes Verbotes, sondern es bestand noch ein tiefer liegender dafür, daß Moses die Pferdezucht in Palästina weder einführte, noch begünstigte. Gewisse Stämme seines Volkes hegten nämlich die Absicht, nach Aegypten zurückzukehren, und Moses wollte ihnen dies möglichst erschweren.

Man sieht also — was für das richtige Verständniß des Folgenden wohl zu beachten ist —, daß Moses eine außerordentliche, gesetzgebende Klugheit besaß. Michaelis will in der Gesetzgebung Mosis sogar ein gewisses Kunststück bemerken, das in unseren Tagen ungewöhnlich, und wirklich auch nicht mehr brauchbar sei. Er setzt hinzu:

„Manches Gesetz wird heiliger beobachtet werden, wenn man es, mit Verschweigung seiner eigentlichen Ursache, in Verbindung mit Tugend und Religion setzt, und ihm eine moralische Bedeutung oder Richtung giebt. Es erwirbt sich dadurch eine gewisse Art von Ehrerbietung, indem man glaubt, gegen die Tugend selbst, die es bedeutet, zu sündigen, wenn man das Gesetz übertrete. Die kleinen Ueberbleibsel der gesetzgebenden Klugheit der Aegyptier, die wir kennen, zeigen, daß dieses Volk sich dieses Mittels oft bedient hat. Seine Gesetzgeber übertrieben es nur, und erdichteten eine falsche Religion: Gesetze kräftiger und heiliger zu machen, welche die Politik anräth. Gewisse Thiere zu erhalten war ihrem Lande nöthig; sie machten sie zum Sinnbilde der Gottheit, oder wandten die Seelenwanderung an, um sie unverletzlich zu machen. Mit solchen Betrügereien konnte sich die gesetzgebende Klugheit Mosis, eines wahren Propheten, freilich nicht verunehren, und in der That pflegen sie auch in der Folge Schaden zu thun, so unschädlich sie anfangs aussehen, und einige Menschenalter hindurch sein mögen. Allein wo es ohne Betrug geschehen kann, bediente sich Moses eines ähnlichen Mittels. Bei dem Götzendienst der Morgenländer z. B. ward Blut getrunken; Moses, der große Feind der Abgöttereien, dessen Grundsatz war, Jehovah sei der König des israelitischen Volkes, daher man keinen Gott neben ihm verehren dürfe, mußte suchen, das Blut von den Tischen der Israeliten zu entfernen, damit man keine abgöttische Andacht dabei haben möchte. Er verbot es unter Lebensstrafe, allein er gab dem Verbot zugleich eine bildliche Bedeutung. „„Ihr unterlasset nie — sagt er — zu sündigen, und alles Blut aller Thiere gehört auf den Altar, euere Sünden zu versöhnen; wer Blut genießt, der entwendet es dem Altar, und der Gott, dem der Altar heilig ist, wird gegen einen solchen Sünder, der ihm das Lösegeld und den Preis der Versöhnung entwendet, selbst sein Angesicht richten, und ihn aus seinem Volke ausrotten. (3. B. Mos. 27. 12.)““

Wir haben aus den vorhergehenden Mittheilungen ersehen, daß die Israeliten sich nicht vollständig von den Ansichten und Vorschriften ihrer Vor- und Mitzeit in Bezug auf die Thiere losmachen konnten, daß aber, wenn die Aegyptier, um gewisse Staatszwecke zu erreichen, Thiere für heilig hielten, Moses zu demselben Zwecke, und zur Erreichung von diätetischen Absichten, einen Unterschied zwischen reinen, für den Genuß erlaubten, und unreinen, für den Genuß verbotenen aufstellte. Wir haben insbesondere gesehen, daß unter die letzteren die ganze Pferdegattung, mithin auch Esel, Maulthiere u. s. w. gehörten, weil diese Gattung weder wiederkaut, noch gespaltene Hufe hat. Es kann uns demnach nicht auffallen, wenn die heutigen Juden kein Pferdefleisch genießen, weil ihre religiösen Vorschriften ihnen dies verbieten; obwohl anzunehmen ist, daß Moses, der kluge Gesetzgeber, unter den jetzt obwaltenden Verhältnissen, in denen er die Rücksichten nicht mehr zu nehmen brauchte, wie ehedem, auch wohl andere Speisegesetze geben würde, so wie sie denn auch wirklich durch die späteren Rabbiner mannigfache Abänderungen erlitten haben.

Will man es überhaupt — was indeß theilweise wenigstens bestritten werden kann — als ein Vorurtheil ansehen, von dem Moses sich nicht ganz frei machen konnte, indem er den Begriff von reinen und unreinen Thieren, vorzüglich nach dem Beispiele Aegyptens, und nach dem, was zu essen üblich und nicht üblich war, mit einigen, den besonderen Bedürfnissen seines Volkes entsprechenden Abänderungen aufstellte, so war es also ein Vorurtheil des Zeitalters, beziehungsweise des Alterthums, und ist es bekannt, daß Vorurtheile, welche ihre Wurzeln tief in vergangene Zeiten senken, schwer zu beseitigen und mit Schonung anzutasten sind, wenn man sie ausrotten will. Denn, was eine lange Zeit zu seiner Entstehung und Ausbildung bedarf, ist naturgemäß für eine lange Dauer bestimmt; und bekanntlich bringen rücksichtslose Bemühungen zur Ausrottung eingewurzelter Vorurtheile in der Regel eine entgegengesetzte Wirkung hervor.

Wie dem aber auch sei, jenes Verhältniß zwischen den Aegyptiern und Israeliten in Bezug auf Speisegesetze dürfte schon voraussetzen lassen, daß dasselbe auch auf die christliche Bevölkerung nicht ohne Einfluß gewesen sein werde, und wissen wir in der That, daß die ersten Christen sich lange nicht von den Mosaischen Verordnungen über reine und unreine Thiere losmachen konnten (Hebr. 19. 3). Später verursacht ihnen dieß oft Anstoß, und werden ihnen darüber Vorwürfe gemacht (Röm. 14). Der Apostel Paulus sogar verhöhnt alle diejenigen, welche eine Speise verbieten, und sagt: „Alle Creatur Gottes ist gut und nichts verwerflich, was mit Danksagung empfangen wird (1. Tim. 4, 3).“ Doch bemerken wir anderseits, daß in einem Concilium der Apostel denjenigen, welche vom Heidenthum zum Christenthume übergehen, das Mosaische Verbot des Genusses von erstickten Thieren und von Blut neu eingeschärft wird (Apostelgesch. 15, 20).

So ist denn das Mosaische Speisegesetz nach und nach von den Christen verlassen, wenigstens nicht mehr nach seinem ganzen Umfang beobachtet worden; doch blieb nicht allein der Genuß des Pferdefleisches verpönt, sondern es wurde auch nach einer stillschweigenden Uebereinkunft zwischen reinen, d. i. für den Genuß gewöhnlichen, und unreinen, d. i. für den Genuß ungewöhnlichen Thieren unterschieden. Aber so wie die Israeliten Abweichungen in diesem Punkte von den Aegyptiern hatten, so besitzen die christlichen Völker wiederum Abweichungen von den Israeliten. Wenn diese Letzteren z. B. Heuschrecken essen durften und wirklich häufig aßen, so geschieht dieß bei uns nicht, und wenn wir Froschschenkel essen, so thaten dieß die Israeliten nicht. Insofern also bei uns die Enthaltung vom Pferdefleischgenuß als ein Vorurtheil bezeichnet wird, möchte es als ein Vorurtheil des Alterthums und der Autorität anzusehen sein, da wir auch jetzt noch auf Moses ein großes Stück halten. Vielleicht ist hiebei auch noch das Mosaische Gesetz von Einfluß, welches über die levitischen Unreinigkeiten in Bezug auf die Berührung todter Thiere handelt. Hiernach verunreinigte ein reines Thier, das nicht durch das Messer gestorben, sondern umgestanden war, den, der es berührte, bis auf den Abend (3. B. Mos. 21, 39); unreine Thiere thaten ebendasselbe, sie mochten umgekommen sein, auf welche Weise sie wollten (3. B. Mos. 5, 2).

Wir sehen aber ferner, daß unter den christlichen Völkern selbst im Einzelnen wiederum große Abweichungen in Bezug auf Speisen stattfinden, während z. B. die Franzosen aus Fröschen und Schnecken eine Delicatesse machen, haben diese Speisen noch nicht überall in Deutschland Eingang gefunden, vielmehr erregen sie in manchen Gegenden Deutschlands Ekel, und kann man das sich in dieser Beziehung bemerkbar machende Vorurtheil als ein solches der Menge und Gewohnheit bezeichnen, insofern das geschieht oder nicht geschieht, was die meisten thun oder nicht thun, oder seit lange gethan oder nicht gethan haben.

Nun kommt noch hinzu, daß, wie bereits früher angedeutet worden, unsere Vorfahren, die heidnischen Deutschen, Pferdefleisch aßen, und dieß namentlich bei religiösen Feierlichkeiten opfernd thaten. Bonifacius, der Apostel der Deutschen genannt, sehr bemüht, das Christenthum unter diesen zu verbreiten (731—741), sah wohl ein, daß unseren Vorfahren der Gebrauch des Pferdefleisches verboten werden müsse, wenn sie durch denselben nicht fortwährend an ihren Götzendienst erinnert und gefesselt bleiben sollten; er erwirkte daher ein päpstliches Verbot gegen den Pferdefleischgenuß, was auch Gregor III. und Zacharias wirklich erließen, und später sogar in dem i. J. 1272 veröffentlichten jus canonicum islandicum wiederholt wurde*). Man sieht hieraus, daß Bonifacius und jene Päpste ebenso klug dachten und handelten, oder, um mit Michaelis zu reden, ebenso sehr das Kunststück verstanden, wie es Moses in Bezug auf die Befestigung des Judenthums verstand: Gregor gab den christlichen Deutschen in jenem Verbot eine Kokarde, wodurch sie sich von den heidnischen unterscheiden sollten. Wie dem aber auch sein möge, so kann es doch nicht geleugnet werden, daß außer der früher gedachten Vorschrift Mosis auch diesem Verbot die in Deutschland gegenwärtig noch sehr verbreitete Abneigung vor dem Pferdefleisch zuzuschreiben ist, um so mehr, als beide ihre Wurzeln in den ältesten Zeiten, durch Palästina bis zu Aegypten hinauf haben, und gewissermaßen durch das Ansehen jetzt noch hochgeachteter Männer, wie eines Moses, Bonifacius, Gregor und Karl

---

*) Vergl. Kreutzer a. a. O.

des Großen*) getragen sind. Aber so, wie schon bemerkt, Moses zu anderen Zeiten und unter anderen Verhältnissen wahrscheinlich auch andere Speisegesetze gegeben haben würde, so ist anzunehmen, daß der gegenwärtige Papst dieses Verbot nicht erneuern werde, weil die Beweggründe von damals nicht mehr vorhanden sind. Bei uns wenigstens kommt es heute nicht mehr darauf an, die christlichen Bevölkerungen von den heidnischen durch besondere Speiseverordnungen zu unterscheiden, als vielmehr darauf, durch solche die christlichen Confessionen unter sich, und diese von der jüdischen Religion zu kennzeichnen. Die Katholiken wenigstens haben in ihren zeitweisen Fleischenthaltungen und Fasten etwas Aehnliches, was aber die Kirche offenbar nicht blos als eine unterscheidende Kokarde betrachtet wissen will, sondern auch zum Theil, wie bei den Juden, eine diätetische Absicht haben mag, und zudem noch als ein Mittel zur Uebung und Prüfung des Gehorsams, so wie als ein Mittel für die Uebung des Kampfes wieder die Sinnlichkeit anzusehen ist.

Nun aber haben wir zu Alledem noch Folgendes zu erwägen: Das Pferd, der Hund und die Katze sind Thiere, für welche ihre Besitzer und Wärter in der Regel mehr Zuneigung fassen, als für die anderen Hausthiere, und diese Zuneigung entspringt offenbar aus dem Umstande, daß jene Thiere einen nicht unbedeutenden, wenigstens die anderen Thiere übertreffenden Grad von Intelligenz, verbunden mit anderen Eigenschaften besitzen, die sie in hohem Grade angenehm und nützlich machen. Ganz besonders aber gilt dies vom Pferde, und allbekannt ist, wenn ich so sagen darf, das innige, freundschaftliche Verhältniß, welches zwischen guten Menschen und guten Pferden besteht. Wenn nun der civilisirte, feiner fühlende Mensch eine Abneigung gegen den Genuß seiner geliebten Thiere, insbesondere seines Pferdes hat, so scheint dies denselben

*) Kreutzer a. a. O.

psychologischen Grund zu haben, der sich in der heiligen Scheu bemerkbar macht, die wir in einem höhern Grade bei Leichen geliebter Personen empfinden, als bei solchen uns ferne stehender. Ist diese Thatsache ein Vorurtheil, so ist es jedenfalls ein achtungswerthes und zu schonendes, indem es geeignet ist, das Gemüthsleben des Menschen zu veredeln, und es zur Humanität ausbilden zu helfen. Von diesem Gesichtspunkte aus betrachtet, muß es sehr auffallend erscheinen, daß man die Intelligenz und „Tugenden" des Pferdes als Einladung zum Genusse seines Fleisches hervorgehoben hat,*) wodurch man ohne besonderen Zwang zu der Consequenz geführt werden könnte, die Verspeisung des intelligentesten der Geschöpfe zu rechtfertigen, und also dem Canibalismus der Menschenfresserei das Wort zu reden. Es ist nicht am unrechten Orte, hier zu erwähnen, welch' beachtenswerthe Wendung Gleizes (der überhaupt alles Fleischessen verpönt) in seiner Thalysie dieser Angelegenheit giebt; er sagt: „Wir sind so sehr durch die Gewohnheit getäuscht, daß wir uns sicherlich ganz erhaben über unsere Brüder, die Menschenfresser Brasiliens und der Maghellanischen Länder wähnen. Barbaren, würden wir ihnen zurufen, sollten wir Zeuge sein ihrer schrecklichen Male, haltet ein! Was, ihr wagt es in euern Schooß die noch zuckenden Glieder eures Gleichen einzuschließen? Dieser Mensch, den ihr zu verschlingen geht, er hat wie ihr das Tageslicht erblickt, sein Herz hat wie das eure an dem Herzen einer Frau geschlagen, und er hat wie ihr die Umarmungen seiner Kinder entgegengenommen, die von nun an keine Stütze mehr haben werden! O gehet, würden die Wilden euch antworten, gehet, ihr Männer des bösen Rathes, ihr seid die Barbaren, ihr flößt Schrecken ein! Dieser Mensch, der euer Erbarmen erregt, war nicht unser Bruder, er war unser Feind, er hatte uns das gleiche Schicksal zugedacht, das ihn jetzt ereilte.

*) Kreutzer a. a. O. S. 18.

Aber ihr, ihr habt keine Entschuldigung, denn ihr nährt euch nicht vom Tiger noch von der Schlange, die, eure Feinde, euch nach dem Leben trachten, sondern vom Ochsen, welcher für euch arbeitet, von der Ziege, die euch Milch liefert, vom Schaf, das euch kleidet mit seiner Wolle!"

Der bekannte Marschall von Sachsen*) giebt zu erkennen, daß die Franzosen sich im Felde insgemein sehr leicht bequemten, Pferdefleisch zu essen, wozu die Deutschen in der Regel nicht zu bringen gewesen seien. Larrey, ein sehr berühmter Arzt, welcher General-Inspector des französischen Militär-Medicinal-Wesens war, und den Napoleon I. in seinem Testamente den tugendhaftesten Mann nennt, den er je gekannt habe, dieser Dominique Larrey sagt in einem Gutachten über den Werth des Pferdefleisches als Speise für den Menschen**): „Während des russischen Feldzugs waren Gerichte von Pferdefleisch sehr beliebt; vorzüglich ist es uns in Aegypten während der Belagerung von Alexandrien von außerordentlichem Nutzen gewesen. Nicht nur, daß es die Hauptnahrung der Vertheidiger des Platzes war, sondern in den Spitälern diente es auch wesentlich zur Heilung der sehr zahlreichen Verwundeten und Kranken, so wie wir die glückliche Bekämpfung des damals in der Armee epidemisch herrschenden Scorbuts nicht minder diesem Nahrungsmittel verdanken u. s. w." ***)

Halten wir nunmehr diese Thatsache fest, diejenige nämlich, daß die Franzosen im Felde leicht zum Genusse des Pferdefleisches übergehen, die Deutschen aber nicht, und stellen dieser eine andere wohlbekannte Thatsache gegenüber, die nämlich, daß die Franzosen bei weitem nicht die Zuneigung zu den Pferden haben wie die

---

*) Rèveries sur la guerre. Vol. II. Paris 1757.

**) Récherches sur l'emploi des chevaux morts. Paris 1827.

***) Vergl. Ueber Einrichtung von Pferdefleischbänken, von J. Trost. Beiträge zum „Thierfreund."

Deutschen, und daher auch jene dieser edlen Thiergattung bei weitem weniger Sorgfalt angedeihen lassen, und im Allgemeinen minder gute Pferdezüchter haben, als wir, so dürfte doch die Behauptung nicht allzugewagt erscheinen, daß Achtung und Dankbarkeit für das Pferd zum Theil wenigstens die Beweggründe sind, welche die Enthaltsamkeit vom Genusse seines Fleisches gebieten. Diese Ansicht möchte übrigens eine nicht unwichtige Stütze noch darin finden, daß die Araber, die vorzüglichsten Pferdezüchter der Welt, die eine, wenn ich so sagen darf, religiöse Liebe zu ihren Pferden besitzen, kein Pferdefleisch genießen, die Araber nämlich, welche dem französischen General Daumas gegenüber behaupten, daß die Pferde ihr Reichthum, ihre Freude, ihr Leben und ihre Religion ausmachen; denn der Prophet habe gesagt: „Die Güter dieser Welt bis zum Tage des letzten Gerichts werden an den Haaren zwischen den Augen eurer Pferde hängen." *) Und bedenken wir endlich, daß es, wie wir gleich anfangs gesehen haben, doch eigentlich nur uncivilisirte oder wenig civilisirte Nationen sind, bei denen der Genuß des Pferdefleisches herkömmlich und ohne künstliche Anregungsmittel in Uebung ist, und daß ihre roheren Gefühle sie hierzu verleitet haben mögen, so steht zu befürchten, daß die civilisirten Nationen, insofern bei ihnen der Genuß des Pferdefleisches ohne Erregung irgend eines Bedenkens allgemein werden würde, sie darin nicht allein ein Hemmniß für die Fortbildung der Humanität, sondern auch einen Anlaß zum Rückfall in einen roheren Zustand haben würden. Denn man darf nur in der Brust des Menschen die heilige Scheu tilgen, die er in Bezug auf den einen Gegenstand hat, um ihn sogleich zu einem empfänglichen Schüler der Verachtung des ganzen Gefühllebens zu machen, und ihn auf der

*) Die Pferde der Sahara von General Daumas. Aus dem Französischen übersetzt von Karl Gräfe. 2 Bde. Berlin 1853 u. 54.

Bahn der einseitigen, gefährlichen Vernunftrichtung zu fördern.

Das Endergebniß unserer bisherigen Untersuchung geht demnach dahin, daß es weise sein dürfte, nur insoweit dem Genuß des Pferdefleisches das Wort zu reden, als das Vorurtheil seiner Werthlosigkeit oder Schädlichkeit als Nahrungsmittel für den Menschen besteht, und dahin zu streben, daß überall die äußeren Hindernisse, welche dem Genuß desselben entgegenstehen, weggeräumt werden. Also sei die polizeiliche Erlaubniß dazu, wo sie noch nicht besteht, zu erwirken, zugleich aber auch, daß die polizeilichen Vorschriften der Art sich gestalten, daß sie den erforderlichen Schutz hinsichtlich der menschlichen Gesundheit gewähren. Damit wäre die Bahn genügend gebrochen. Alles Uebrige ist, wenn ich mich so ausdrücken darf, dem Volksinstinkt zu überlassen; denn die Noth thut das Ihrige, weil Selbsterhaltung das erste Gebot der Natur ist. Unweise aber würde es sein, wollten wir diejenige Abneigung vor dem Pferdefleisch, welche einen tiefern Grund hat, als einen sinnlichen, verhöhnen oder lächerlich machen. Vielmehr ist in dem ärmsten unserer Mitmenschen das Gefühl zu schonen, und hat man sich daher vor dem widerlichen Beginnen zu bewahren, das Pferdefleisch um deswillen fort und fort zu preisen, weil es der „ärmern Klasse eine wohlfeile Sättigung und Nahrung" gewähren könne, während die Wohlhabenderen es bei diesen Lobpreisungen belassen, oder höchstens nur, und nicht ohne Ueberwindung, einem öffentlich veranstalteten Pferdefleisch-Gastmahl beiwohnen, und sich dabei nicht selten im Uebrigen so gütlich thun, daß der übersättigte Magen in umgekehrter Bewegung das mit Protest zurückweist, was den Armen so dringlich empfohlen wird, und sodann zu ihrem gewöhnlichen Tische zurückkehren, zufrieden damit, sich einem humanen Bestreben auf einen Augenblick angeschlossen zu haben; sich aber im Grunde genommen bei der nicht minder fühlenden ärmern Klasse dem Verdachte aussetzen, daß dieß Alles nur geschehe, die Sorge der Reichen um die Armen zu vermindern, damit jene um so leichter ihre Gelüste befriedigen könnten. So lange der Pferdefleischgenuß bei der wohlhabenden und gebildeten Klasse nicht in Uebung ist, werden alle Anempfehlungen desselben für die ärmere und ungebildete Klasse ohne bleibenden Erfolg sein!

Obwohl es sich mit der Einführung und Verallgemeinerung einer neuen, nützlichen Pflanze anders verhalten wird, als mit der bisher ungewohnten Benutzung des geschätztesten unserer Hausthiere, so haben doch die eifrigsten Propagandisten des Pferdefleischessens daran erinnert, daß es zur Zeit der Einführung des Kartoffelbaues nicht minder schwer gewesen sei, das Vorurtheil gegen diese jetzt unentbehrlich scheinende Wurzelfrucht zu beseitigen, die man anfangs nur als ein ziemlich gutes Schweinefutter habe gelten lassen wollen. Es ist wahr, die ersten Nachrichten über die Kartoffeln gehen zurück bis zum Jahr 1493, als Columbus von seiner ersten Entdeckungsreise zurückkehrte, und doch dauerte es bis zum Jahre 1716, ehe man in Baden anfing, die Kartoffeln auf Aeckern zu bauen, und mußten erst die Hungerjahre 1771—1772 hereinbrechen, bevor diese Frucht eine allgemeine Anerkennung bei den Landleuten in Deutschland fand.

Bei dieser unbestreitbaren Thatsache hätte man aber auch eine ebenso unbestrittene, und bei der Ausbreitung des Pferdefleischgenusses wohl zu berücksichtigende nicht außer Acht lassen sollen, nämlich die, daß die Kartoffel damals, wie jetzt das Pferdefleisch als vorzüglich dienlich für die ärmere Volksklasse angepriesen, und außerdem hie und da noch polizeilicher Zwang angewendet wurde, der vollends die Leute widerspenstig machte. Es wird dienlich sein, hier einer Anecdote zu gedenken, welche die geeigneten Winke für diejenigen enthalten dürfte, die sich aus der Verallgemeinerung des Pferdefleischgenusses einen Beruf machen. Im Jahre 1771 nämlich hatte die Akademie von Besançon einen großen Preis ausgesetzt für die Entdeckung eines neuen Nahrungsstoffes, der in Zeiten einer Hungersnoth das Getreidemehl zu ersetzen vermöchte. Da trat Parmentier mit der Kartoffel auf, nachdem er dieselbe in Deutschland, wo er, als Apotheker bei den französischen Spitälern angestellt, den Krieg seit 1755 mitmachte, als menschliches Nahrungsmittel kennen gelernt hatte, während sie in Frankreich hauptsächlich nur als Schweinefutter benutzt wurde. Parmentier war um jene Zeit als Apotheker im Invalidenhause zu Paris angestellt, und hatte zuerst im Garten dieses Hauses die Kartoffel angepflanzt. Ludwig XVI. überließ ihm in der weiten Ebene von Sablons 50 Morgen unfruchtbaren (!) Landes, welche Parmentier mit Kartoffeln anbaute. Als er die ersten Blüthen dem Könige brachte, steckte dieser eine derselben in sein Knopfloch; Marie Antoinette trug Abends solche Blüthen in ihrem reichen Haare; Herzöge, Prinzen, Grafen und andere Herren suchten die Freundschaft Parmentier's, um von ihm auch eine solche Blume zu erhalten; ganz Paris sprach von ihm. Der König selbst sagte zu Parmentier: „Frankreich wird es Ihnen einst danken, daß Sie das Brod der Armen entdeckt haben.“ *)

. . . .

*) Wie ganz anders stellt sich diesen ekelhaften Anpreisungen eines Futters für die Armen die Gesinnung eines deutschen Königs, Friedrich Wilhelm III., nach einer umlaufenden Anecdote gegenüber. Dieser König nämlich erhielt einst von einem vornehmen Herrn ein von diesem geschossenes Elennthier zugeschickt. Von der Schnelligkeit, mit der heutzutage Personen und Sachen befördert werden, war damals (anfangs der zwanziger Jahre) natürlich keine Rede, und so kam es, daß das Thier schon etwas stark „wild“ in Berlin ankam. Nachdem der König und dessen Umgebung das edle Thier beaugenscheinigt, trat der Küchenmeister vor und bemerkte ehrfurchtsvoll, daß es sich aus dem angegebenen Grunde wohl nicht mehr für die königl. Tafel eignen werde, und fragte an, ob es nicht vielleicht den Armen geschenkt werden solle. Da richtete sich der König in die Höhe und sprach, einen strengen Blick

Ganz ohne Zwang und List ging es aber dennoch beim Landvolk mit der Verbreitung der Kartoffeln nicht ab. Parmentier verkaufte zuerst die Kartoffeln zu sehr niederen Preisen an die Landleute in der Umgegend, aber nur wenige kauften davon; im folgenden Jahre vertheilte er sie unentgeltlich; Niemand wollte davon haben. Endlich gebrauchte er eine wohlberechnete List. Er stellte die unentgeltlichen Austheilungen ein, und ließ beim Schall der Trompete in allen benachbarten Dörfern verkünden, daß Jeder nach aller Strenge des Gesetzes bestraft werden würde, der die Kartoffelfelder beschädige oder bestehle. Sein Zweck war erreicht; denn bald meldete man dem guten Parmentier von allen Seiten, daß seine Felder geplündert würden; die Kartoffel hatte nun den Reiz der verbotenen Frucht erhalten, und ihre Kultur verbreitete sich mit reißender Schnelligkeit fast über alle Theile von Frankreich. Und doch mußte auch in Frankreich, wenigstens in einigen Gegenden, die Theuerung von 1817 dazu kommen, um die Kartoffeln überallhin in jenem Lande zu verbreiten. *)

Die Geschichte ist eine vorzügliche Lehrerin, besonders wenn ihre Winke mit den jeweiligen Zeiten und Denkweisen in Einklang versetzt werden; und so würde der Vortragende, wenn er überhaupt die Absicht hegte, zur rücksichtslosen Verbreitung des Pferdefleischgenusses beizutragen, auf Erneuerung eines päpstlichen Verbotes dawider hinwirken, um des beabsichtigten Erfolges wenigstens bei einer gewissen Partei sicherer zu sein, oder er würde aus demselben Grunde die Polizei um eine Verordnung angehen, wonach der Genuß des Pferdefleisches zu den Praerogativen des Adels und des geistlichen Standes gehöre.

---

auf den Küchenmeister werfend: „Wenn das Fleisch noch gut genug für arme Leute ist, dann ist es auch noch gut für mich, und wenn es für mich nichts taugt, dann taugt es auch für die Armen nichts.“ Der Küchenmeister hat nie wieder eine ähnliche Frage an den König gerichtet.

*) Vergl. Beiträge zur Kulturgeschichte von K. W. Volz. Leipzig 1852. S. 247. ff.

Doch Spaß bei Seite in einer sonst ernsten Angelegenheit. Halten wir fest, was vorhin als Endergebniß der gegenwärtigen Untersuchung in Bezug auf Verbreitung des Pferdefleischgenusses bezeichnet wurde, daß es nämlich nicht räthlich sein dürfte, zur Zeit mehr zu thun, als die äußeren Hindernisse wegzuräumen, welche sich diesem Genuß hie und da noch entgegenstellen, und das Uebrige dem Bedürfnisse und der Zeit zu überlassen, zumal da Einiges, was man, außer dem unmittelbaren materiellen Vortheil als nützliche Folgen der Verallgemeinerung des Pferdefleischgenusses bezeichnet hat, noch problematisch ist. Dies ist z. B. der Fall, wenn man unbedingt annimmt, daß derselbe der Pferdezucht günstig sei, insofern die schlechte Waare lieber zur Schlachtbank geführt, als hiezu benutzt werden würde. Denn hiebei scheint nicht gehörig beachtet worden zu sein, daß bei der Vervollkommnung der Pferde-Raçen vorzüglich Behändigkeit, Kraft und Ausdauer einerseits, sowie Intelligenz und gute Temperaments-Eigenschaften andererseits im Auge zu behalten sind, wenn man nämlich das produziren will, was als Vorzügliches in der Natur des Pferdes angelegt ist, und wodurch es bei allen Völkern so hoch geschätzt wird; daß man aber bei Verallgemeinerung des Pferdefleischgenusses eben jene edlen Eigenschaften in Gefahr bringen würde, insofern dann bei der Zucht nicht ausschließlich dieselben geltend gemacht werden würden, sondern auch denselben geradezu entgegensetzte, die Mastfähigkeit; oder man würde doch bei weniger guten Eigenschaften der Pferde nicht so bedenklich in ihrer Zucht sein, weil, wenn auch auf kein gutes Pferd in heutigem Sinne, doch jedenfalls auf ein Mastthier gehofft werden könne. Wobei es übrigens auch nicht ausbleiben würde, daß man, um sich äußersten Falles zu sichern, noch in einem größern Umfange, als es zur Zeit leider schon geschieht, solche Futtermittel bei den Pferden anwenden würde, die weniger geeignet wären, die guten Eigenschaften des Seelen- und Bewegungslebens dieses edlen Thieres zu fördern, als die diesen entgegenstrebende Mast. Wohin es aber führen würde, wenn ein Rückschlag in der Schönheit und Tüchtigkeit der Pferderaçen entstünde, worauf Deutschland mit Recht einen großen Theil seiner Wehrkraft stützt, und worin es eine reiche Quelle des Einkommens hat, braucht wohl nicht näher auseinandergesetzt zu werden; wohl zu merken dürfte aber sein, daß diejenigen Nationen, bei denen das Pferdefleisch zu den gewöhnlichen Speisen gehört, sich nicht durch die Güte ihrer Pferdezucht auszeichnen, und so hatten auch unsere Altvordern, die heidnischen pferdefleischessenden Deutschen, nach dem Zeugnisse Cäsars*) eine unansehnliche Pferdezucht.

Ferner darf es als problematisch bezeichnet werden, wenn man unbedingt annimmt, daß durch die Verallgemeinerung des Pferdefleischgenusses die schändlichen Quälereien der Pferde sehr vermindert werden würden, insofern die herabgekommenen Thiere dieser Art häufiger, als es jetzt geschieht, durch das Schlachten eines mühseligen und oft schmerzhaften Lebens enthoben werden. Allerdings ist anzunehmen, daß das Letztere geschehen würde, aber auch, daß die eventuelle Aussicht auf den Fleischgenuß die Sorgfalt für die Pferde vermindern, deren maßlosen Gebrauch steigern, und hierdurch die Zahl der herabgekommenen, preßhaften Pferde sich vermehren würde, zumal da die gegenwärtige, oft belobte Zuneigung der Deutschen zu ihren Pferden, die nicht allein, wie bereits früher nachgewiesen wurde, einen materiellen, sondern auch einen tieferliegenden, ethischen Grund hat, durch den gewohnten Genuß des Fleisches jener Thiere zum großen Theil wenigstens in Gefahr gerathen würde. Es dürften daher die Mittel, welche man jetzt gewöhnlich zur Verhütung der Thierquälerei in Anwendung bringt, richtig und strenge gehandhabt, jedenfalls sicherer zum Ziele führen. Es möge inzwischen hier am

*) De bello gallico libr. IV. 2.

Orte auch noch gestattet sein, darauf hinzuweisen, wie eines der gebräuchlichen Mittel zur Verhütung der Pferdequälerei einer einseitigen, ich möchte sagen egoistischen Ansicht entsprungen zu sein scheint, nämlich das Mittel, indem man Pferde zuweilen lieber tödten läßt, als sie fremden Händen und einer Zukunft übergiebt, in denen sie es möglicherweise, ja man kann wohl sagen voraussichtlich schlechter haben werden, als zuvor. Halten wir eine Umfrage bei den Armen, Alten und Gebrechlichen unserer Mitmenschen; ob sie den Tod oder ein ferneres mühseliges Leben vorziehen würden, so wird die Antwort der Mehrzahl gewiß auf ein längeres zeitliches Leben lauten, obwohl die Religion ein ewiges, glückseligeres verheißt. Sollte es sich bei den Thieren, denen kein Strahl der Hoffnung aus dem Jenseits winkt, anders verhalten? Es ist ein Gesetz der Natur, daß das Leben sich mit aller Kraft des Lebens an das Leben klammert; und nur die Menschen gestatten sich, ausnahmsweise und frevelhaft gegen dieses Gesetz zu handeln.

Es sei dem, wie ihm wolle, wir haben gesehen, daß ein Paar Folgen, die man gewöhnlich als günstige des verbreiteten Pferdefleischgenusses bezeichnet, doch noch problematisch sind. Uebrigens aber ist auch die Verwerthung der Pferde, wenigstens annähernd auch in anderer Weise, z. B. durch die Verwendung zur Leimbereitung, Fettgewinnung, Düngung und zur Schweinemast u. drgl. zu erzielen.

Hier dürfte es nun noch am Orte sein, die Frage, welche im Anfange dieses Vortrags nur berührt und unentschieden gelassen wurde, etwas näher in's Auge zu fassen, die Frage nämlich: ob der Mensch wirklich seiner Organisation gemäß auf gemischte Nahrung, auf pflanzliche und thierische angewiesen sei? Die Naturforscher sind freilich bei Beantwortung dieser Frage nicht einig, mehrere halten jedoch den Menschen aus anatomischen Rücksichten für ein pflanzen- (vorzugsweise Früchte-) essendes Wesen, zumal Cuvier, *) der überall ein großes Gewicht hat.

Nach ihm hat der Mensch hinsichtlich des Gebisses und der Verdauungseingeweide am meisten Aehnlichkeit mit dem Orang-Utang, und dieser ist, wie alle Affen, ein früchtefressendes Thier. Man berufe sich nicht auf eine im Instinkt des Menschen begründete Neigung zum Fleischessen; denn eine solche ist in der That ursprünglich nicht vorhanden, sondern durch Angewöhnung hervorgebildet. Ein Kind wird allemal, mit Ausnahme der thierischen Milch, eine geeignete Pflanzenkost der thierischen Nahrung vorziehen, und zwar so lange, bis ihm durch allmähliche Angewöhnung die gemischte Nahrung oder gar der überwiegende Fleischgenuß zur zweiten Natur geworden ist, wie wir uns denn so Manches, das nicht der Natur angemessen ist (z. B. künstliche Getränke, künstlich zubereitete Speisen, Tabak u. dergl.) angewöhnen, und es hierdurch zu einem schwer zu entäußernden Bedürfnisse machen; wie auch fleischfressende Thiere an Pflanzenkost und pflanzenfressende Thiere an Fleischkost gewöhnt werden können, so daß sie zuletzt gierig nach einer solchen ihnen naturwidrigen Nahrung werden.

Erwägen wir hiebei, daß es zahlreiche Menschen, ja Gemeinschaften und Völker gegeben hat und noch giebt, welche gesund und stark, körperlich schön gestaltet und geistig begabt sind, worüber Theodor Hahn, Arzt an der Heilanstalt „Auf der Waid" bei St. Gallen, der es sich zur Lebensaufgabe gemacht hat, die Menschheit von der „blutigen Diät" (thierischen Nahrung) abzuwenden, und zur „unblutigen Diät" (pflanzlichen Nahrung) hinzulenken, in ausführlicher Weise berichtet hat**): so kann es wohl weniger

*) Eine Blumenlese dieses großen Naturforschers enthält folgende Schrift: Analyse raisonnée des travaux de Georges Cuvier etc. par Flourens. Paris 1841.

**) Die naturgemäße Diät der Zukunft. Nach Erfahrung und Wissenschaft aller Zeiten und Völker zusammengestellt. Cöthen 1859.

noch die Frage sein: ob der Mensch sich unbedingt auch von Fleisch nähren müsse? als die: ob es bei dem gegenwärtigen Zustande der Civilisation, bei dem Maße der Bevölkerung, und bei der durch die gesellschaftlichen Interessen geforderten Verwendung von geistigen und körperlichen Kräften des Menschen ersprießlich sei, daß er nicht ausschließlich als Vegetarianer lebe, sondern auch nach thierischer Kost greife, um den Anforderungen des Lebens und den nationalökonomischen Rücksichten besser entsprechen zu können? — In dieser Beziehung werden wir wohlthun, einen auf diesem Gebiete hervorragenden Naturforscher, Justus v. Liebig zu hören. Dieser macht*) wiederholt darauf aufmerksam, daß der tägliche Verbrauch von Athmungsmitteln (vorzüglich Fett, Butter, Zucker, Stärkemehl u. dergl.) das Fünf- bis Sechsfache von dem Gewicht der bildsamen Stoffe (vorzüglich Fleisch) beträgt, und bei regelmäßiger Ernährung und Thätigkeit betragen soll; ferner darauf, daß in Hungerjahren der Mangel der ersteren vorzugsweise und am empfindlichsten in allen Volksklassen gefühlt werde. Als Beweis hiefür wird angegeben, daß, während der Preis des Fettes und der Butter mit dem Kornpreise steige, und die Kartoffeln verhältnißmäßig einen höhern Preis als Korn gewinnen, bleibe der Preis des Fleisches in der Regel derselbe, wie in wohlfeilen Jahren, und hievon sei das der Grund, daß das Brod das Fleisch ersetzen könne, aber für die Bedürfnisse des Menschen nicht ebenso vollständig ersetzbar sei durch Fleisch, eben weil jenes die Athmungs- und bildsamen Stoffe in einem richtigern Verhältnisse enthält, als dieses. Liebig weist ferner in ökonomischer Rücksicht darauf hin, wie der fleischessende Mensch zu seiner Erhaltung eines sehr großen Gebietes bedürfe, insofern die Thiere eine sehr große Menge von Pflanzen verzehren müssen, um in ihnen den für die Nahrung des Menschen unveräußerlichen Kohlenstoff in der Form des Fettes

*) Chem. Briefe. 4te Auflage, 2ter Bd. S. 183 ff.

anzusammeln, so daß also auf einer gewissen Bodenfläche eine viel größere Anzahl von Menschen durch Pflanzennahrung, als durch Fleischnahrung erhalten werden könne.

Nach alledem steht vor der vorurtheilsfreien Ueberlegung wohl so viel fest, daß, wenn wir auch nicht auf Fleischnahrung überhaupt verzichten wollen, wir doch auf den Genuß des Pferdefleisches verzichten könnten, und auch auf dasselbe verzichten sollten, weil, wie auseinandergesetzt worden, der von Anderen hervorgehobene Nutzen des Pferdefleischessens mindestens eher problematisch erscheint, als der davon zu befürchtende Nachtheil.

Der Vortragende giebt sich nun schließlich der Hoffnung hin, daß er durch die gepflogenen diätetischen, historischen, ethischen und volkswirthschaftlichen Erörterungen etwas zur Vermittelung der gemeinhin sich äußernden extremen Ansichten über das obwaltende Thema beitragen, und dem Gedanken Bahn brechen werde, daß, wie alle Angelegenheiten, so auch die unsrige zwei Seiten hat, und wie es meistens der Fall ist, so auch hier die Wahrheit in der Mitte liegt. Jedenfalls werden sie es nun von einem andern Gesichtspunkt aus betrachten, wenn ich mir einst die Ehre nehmen sollte, Sie, anstatt auf beef-steak, roast-beef oder boeuf à la mode, auf ein Stückchen horse steak, roast-horse oder cheval à la mode einzuladen.

Leipzig,
Druck von Giesecke & Devrient.

Leipzig. Druck von Giesecke & Devrient.

www.ingramcontent.com/pod-product-compliance
Lightning Source LLC
LaVergne TN
LVHW042252300926
849161LV00003B/564